AF296600

OBSERVATION

DE GROSSESSE

EXTRA-UTÉRINE.

OBSERVATION
DE GROSSESSE
EXTRA-UTÉRINE,

SUIVIE DE QUELQUES RÉFLEXIONS,

LUE A L'ACADÉMIE ROYALE DE MÉDECINE,

LE 4 JUIN 1822.

PAR L. GRESELY,

DOCTEUR EN MÉDECINE DE LA FACULTÉ DE PARIS, MEMBRE DE LA
SOCIÉTÉ MÉDICALE DU DÉPARTEMENT DE LA SEINE, DE LA SOCIÉTÉ
MÉDICO-PRATIQUE ET D'AUTRES SOCIÉTÉS SAVANTES.

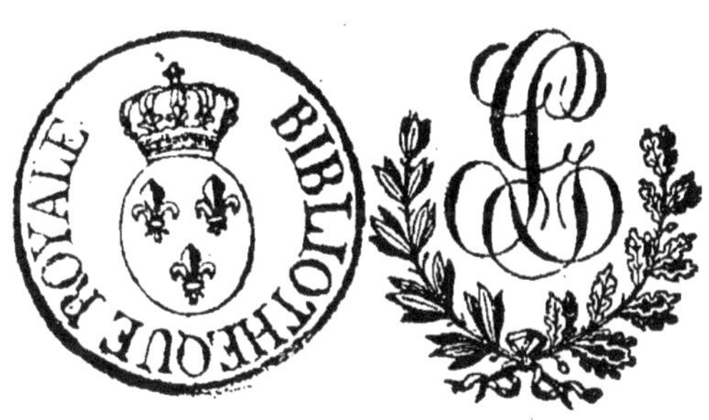

PARIS,

IMPRIMERIE DE GAULTIER-LAGUIONIE,
RUE DE GRENELLE SAINT-HONORÉ, N° 55.

1826.

OBSERVATION.

Madame Lauré, âgée de trente-et-un ans, d'une stature moyenne, d'une forte constitution et d'un tempérament nerveux-sanguin, avait été élevée à la campagne, où, depuis l'origine de ses menstrues, elle n'avait éprouvé aucun dérangement dans leur cours.

Au mois d'août 1821, et après trois ans de mariage, cette évacuation commença à diminuer un peu en quantité. Ne connaissant pas la cause de ce changement, cette dame continua de vaquer à ses affaires, de soulever, d'appuyer contre son ventre, et même de porter des charges assez fortes.

Vers le 18 du même mois, elle se sentit fatiguée et très-mal à son aise, ce qui la détermina à aller passer quelques jours à la campagne, chez ses parents, pour se distraire et prendre quelque repos. Elle revint à Paris, dans les premiers jours de septembre, sur une charrette ou voiture non suspendue ; ce voyage lui fit éprouver les plus violentes secousses, soit à cause des cahots occasionnés par le pavé, soit à cause des efforts qu'elle était obligée de faire pour descendre de la voiture et pour y remonter : elle n'avait ni chaise, ni marche-pied pour s'appuyer.

Les premiers jours après son arrivée, cette dame voulut reprendre ses travaux accoutumés, mais la faiblesse, l'accablement et une indisposition générale la forcèrent de se mettre au lit.

Le médecin qu'elle appela se méprit sur le siége et la nature de la maladie : mais avant de faire connaître les moyens qu'il mit en usage pour la combattre, je crois utile de rapporter ici les symptômes qui s'étaient manifestés avant que j'eusse été consulté.

Madame L.... me dit avoir éprouvé quelques frissons, un sentiment de contusion dans les membres comme s'ils avaient été brisés, des douleurs de tête, des bourdonnements et des tintements d'oreille, une légère surdité pour laquelle on lui posa un vésicatoire au bras, un suintement de sang et ensuite un écoulement de pus par le conduit auditif externe, l'altération des traits du visage, des bouffées de chaleur, l'augmentation de température dans tout le corps, principalement à l'hypogastre qui était très-douloureux à la pression, la tension de cette partie ainsi que des mamelles, quelques traces de menstrues par intervalle, la bouche mauvaise, des vomissements sans douleur à l'épigastre, de la constipation, l'éjection des urines quelquefois difficile : cette excrétion variait en couleur et en quantité; tels furent les symptômes qui se manifestèrent pendant environ deux mois durant lesquels on employa des remè-

des qui contribuèrent moins à soulager qu'à augmenter la maladie. On commença par administrer
le quinquina ; on passa ensuite aux purgatifs tant
en potions qu'en lavements pour remédier à la
constipation. Peu de jours après, on donna l'émétique dans l'intention de favoriser les vomissements, quoiqu'ils ne fussent que sympathiques.
Quelques étouffements firent recourir aux sangsues qu'on appliqua au nombre de douze environ
sur la poitrine. L'amertume de la bouche, les vomissements et la constipation n'ayant point cédé
à ce traitement, on revint aux mêmes moyens, à
l'émétique et aux purgatifs. Il y avait à-peu-près
six semaines que cette thérapeutique était mise en
usage sans que la malade eut éprouvé le moindre
soulagement. Le médecin s'imagina alors que tous
les accidents pouvaient bien n'être que le résultat
de la diminution des menstrues. En conséquence
il prescrivit une potion composée des huiles essen-
tielles de rhue, de sabine, etc., une tisane avec l'in-
fusion de menthe et des demi-bains émollients. Ce
traitement fut continué jusqu'à ma première visite
qui eut lieu le 2 novembre 1821. Voici l'état où
était la malade à cette époque : il y avait à l'hypogastre des douleurs qui augmentaient à la pression ;
cette région était tendue, très-chaude ; les mamelles étaient douloureuses, les membres brisés ;
la malade se plaignait de lassitudes spontanées,
de douleurs de reins, de céphalalgie légère au-
dessus des orbites ; la langue était rouge à la pointe
et sur les bords, la bouche pâteuse ; il y avait des

nausées, quelques vomissements glaireux, perte de l'appétit, un ptyalisme continuel qui a duré tout le temps de la maladie, de l'appétence pour les boissons froides, une légère douleur à l'épigastre, laquelle augmentait par la pression, quelques coliques, une constipation opiniâtre. L'éjection des urines de temps en temps difficile et douloureuse; l'urine était rouge, le pouls dur, fréquent avec quelques intermittences assez rares, la respiration libre, régulière, la peau chaude, sèche; les menstrues n'avaient point paru depuis cinq semaines. A ce groupe de symptômes, on ne pouvait méconnaître une irritation de l'utérus et du péritoine.

Je commençai par supprimer les potions emménagogues et les tisanes excitantes. Je mis la malade à l'usage des antiphlogistiques et des émollients, tant à l'intérieur qu'à l'extérieur. On appliqua quinze sangsues sur l'hypogastre, dont l'effet fut secondé de bains de siége, de fomentations, de lavements, de boissons gommeuses et de la diète.

Le lendemain, tous les symptômes avaient diminué. J'ajoutai aux moyens précédents des fumigations émollientes dirigées vers la vulve, et des cataplasmes sur l'hypogastre. Mon intention était de rappeler les règles, dont je regardai la suppression comme cause de la maladie : j'ignorais encore qu'il y avait grossesse.

Le 6 novembre, tous les accidents parurent dissipés; il n'y avait plus de chaleur ni de douleur; l'appétit était assez bon; la malade demandait à manger ; il y eut pendant quelques heures un léger écoulement de sang par le vagin. Je permis un peu de bouillon coupé et une légère semoule au maigre : mais la malade ne s'en tint pas à cette prescription.

Le 8, elle eut une rechute. Il survint alors des vomissements après avoir mangé de la viande, de l'amertume à la bouche ; l'appétit se perdit ; la langue devint rouge. Ces symptômes étaient accompagnés de constipation, de chaleur, de douleur et d'un peu de tension à l'hypogastre. La maladie reparut même avec plus d'intensité qu'auparavant. Je fis appliquer vingt sangsues à la vulve ; je remis la malade à la diète, et je continuai le régime antiphlogistique.

Le lendemain, même état. Dix sangsues sur l'hypogastre.

Le 10, délire léger de courte durée.

Les deux jours suivants, même état. Quinze sangsues.

Le 13, deux hémorragies nazales assez abondantes. Même médication.

Du 14 au 17, diminution des symptômes ; continuation du traitement émollient ; addition de quelques gouttes de laudanum aux lavements et aux cataplasmes. La tension de l'hypogastre disparut ; mais je sentis au-dessus du pubis une tumeur ovale qui me fit soupçonner une grossesse. Je rapprochai de cette circonstance la diminution et la suppression complète des menstrues, la sensibilité et le volume plus considérable des mamelles, quelques impatiences que la malade me dit avoir éprouvées sans cause connue ; le col de l'utérus était un peu plus mou et un peu plus voisin de la symphise du pubis que dans l'état naturel. En portant le doigt en arrière, à droite et à gauche, je sentis une tumeur qui occupait l'excavation du bassin, et semblait s'être développée aux dépens du corps de l'utérus. Le ballottement était insensible. Je prononçai qu'il y avait, sinon grossesse, du moins un corps étranger dans l'utérus.

Du 18 novembre au 1er décembre, l'état de la malade continua de s'améliorer. Il n'y avait plus de chaleur, de douleur ni de tension à l'hypogastre ; les vomissements cessèrent complètement ; l'appétit revint ; les selles se rétablirent, et les urines coulèrent avec abondance et sans douleur. Il y eut encore, de temps en temps, quelques saignements de nez, et un léger écoulement de sang par le vagin. Je continuai de voir cette dame jusqu'au 11 décembre, époque où elle parut entièrement rétablie et où elle commença à reprendre son régime de vie ordinaire. Dès lors la grossesse ne fut plus douteuse pour moi. L'abdomen s'élevait et les flancs s'élargissaient. Les mamelles étaient douloureuses, entourées de veines saillantes, les aréoles plus larges. Le ballottement était devenu manifeste. La malade disait éprouver quelques frémissements ou mouvements intérieurs. Je jugeai que la grossesse datait d'environ quatre mois et demi.

L'état de madame L.... devint encore meilleur ; sa santé se fortifia ; elle n'éprouvait plus qu'un léger gonflement des pieds et quelques pesanteurs sur le bassin, incommodités qui disparurent bientôt. Cet état dura jusqu'au mois de janvier, où une nouvelle série de symptômes s'offrit à l'observation.

J'avais bien recommandé à cette dame de ne faire aucun effort et de ne se livrer à aucun travail pénible; mais un médecin qui vint dans la maison lui conseilla de l'exercice; elle ne tarda pas de profiter de cette permission, même d'en abuser. Dans les premiers jours de janvier, je fus appelé de nouveau, et voici ce que j'observai : tout l'abdomen était affecté d'une douleur qui portait principalement sur la vessie et sur le rectum ; l'hypogastre était plus saillant qu'à l'ordinaire ; cependant la peau, le pouls, la tête, l'appétit, tout était comme dans l'état naturel. On me dit que la veille madame L.... s'était excédée de fatigue. Je crus voir là une cause de fausse couche ; mais en questionnant la malade, j'appris qu'elle allait peu à la garde-robe depuis quelques jours, et qu'elle n'avait rendu qu'après beaucoup d'efforts quelques gouttes d'urine dans toute la journée où je fus appelé : la veille et les jours précédents elle urinait très-facilement, mais cette excrétion se supprima tout-à-coup. Comme je n'avais pas de sonde dans le moment et qu'il était très-tard, je ne pus pratiquer le cathétérisme ; mais en soulevant l'abdomen, et en pressant légèrement sur l'hypogastre, ainsi qu'en faisant soutenir les reins avec une serviette, je fis rendre à la malade un grand pot d'urine. Dès-lors les douleurs, les contractions du bas ventre et de la vessie cessèrent. La nuit fut très-bonne. Je pensai que ces accidents étaient le résultat de la pression exercée sur le col de la vessie et le rectum par la tête de l'enfant descendue dans le petit bassin.

Voici ce que le toucher m'offrit de particulier. Je sentis une tumeur ronde et très - volumineuse à deux pouces de l'orifice externe du vagin. Au-devant de cette tumeur était un repli qui me parut formé par la vessie comprimée, et en arrière un autre repli semblable formé par le vagin. Ces deux replis laissaient un intervalle dans lequel on sentait, à travers les parois de la tumeur, la tête de l'enfant et les fontanelles; de sorte qu'on aurait dit que l'enfant n'était séparé du doigt que par les membranes; mais en essayant d'appuyer le doigt contre ces parties, je fis souffrir la malade, ce qui me fit présumer que je touchais la paroi postérieure de l'utérus très-amincie. Le col, très-élevé derrière la symphyse du pubis, n'était pas saillant dans le vagin : on ne pouvait sentir que l'orifice un peu ramolli. Immédiatement derrière, et sur les côtés, on trouvait cette tumeur que je viens de décrire, et qui paraissait être l'utérus; car, en tirant sur le col et repoussant la tumeur, le mouvement imprimé se passait sur l'une et l'autre : de sorte qu'il était impossible de porter un autre diagnostic.

Le lendemain et les jours suivants les même phénomènes se représentèrent, et j'y remédiai en sondant la vessie et en faisant donner des lavements

émollients au moyen d'une sonde de gomme élas-
tique : ce qui procura l'évacuation de matières
stercorales très-dures. Cette médication fut em-
ployée d'après le conseil de M. Nauche, qui avait
constaté la grossesse comme moi.

En réfléchissant à ce qui se passait et à ce que
j'avais observé, je ne doutai pas que ces accidents,
surtout l'engourdissement des membres abdominaux et le gonflement des pieds, ne fussent pro-
duits, comme je l'ai dit ci-dessus, par la pression
de la tête de l'enfant sur la vessie, le rectum, les
plexus sciatiques et les vaisseaux du bassin. Je
cherchai à soulever la tumeur, à la faire remonter
dans le grand bassin; mais tous mes efforts furent
inutiles. Au bout de quelques jours, je parvins
seulement à la déplacer assez pour faire cesser la
rétention d'urine : ce qui arriva le 10 du mois de
janvier. La vessie, qui avait été distendue outre
mesure et irritée par le séjour des urines, par l'introduction de l'air au moyen de la sonde, et par
cet instrument lui-même, passa à l'état d'inflammation; et l'affection se communiqua bientôt au
péritoine, dans toute la région hypogastrique. L'inflammation se reconnaissait aux symptômes suivants : l'hypogastre était chaud, douloureux, gon-
flé; la tête, les membres et les reins participaient
à cet état; la langue était un peu rouge à sa pointe,
la bouche pâteuse, amère, l'appétit perdu; il y
avait des vomissements, une constipation qui ré-
sistait aux lavements; l'émission des urines était
douloureuse; de temps en temps il survenait des

douleurs qui se perdaient dans le bas-ventre, ou vers les reins; le pouls était fort, fréquent. Il y eut une hémorragie nazale. En même temps les mamelles se flétrirent. Les os du crâne du fœtus cédaient très - facilement à la pression, et le doigt introduit dans le vagin ou dans le rectum s'enfonçait dans la tumeur, qui avait cessé d'être renitente. La malade ne ressentait plus de mouvement comme auparavant : tous ces changements me firent juger que l'enfant était mort. Je prescrivis un traitement antiphlogistique et émollient.

Le 16 et le 17 du même mois, une évacuation de matières sèches, et en forme de pelotons, amena une amélioration sensible. Je proposai alors au mari d'appeler quelqu'un en consultation : on fit avertir M. Capuron pour le lendemain, 18 janvier. Ce médecin trouva encore de la douleur et de la chaleur à l'hypogastre; le pouls était fébrile. En pratiquant le toucher, il trouva l'orifice de la matrice derrière le pubis, et très - élevé. Il ne put point découvrir le corps de l'utérus, ce qui lui fit croire, comme à moi, que la tumeur qu'on sentait dans l'excavation du bassin était produite par la rétroversion de ce viscère, et que les accidents présents et passés étaient l'effet de ce déplacement. Il fit quelques tentatives de réduction; mais elles furent infructueuses. Nous convînmes qu'on les réitérerait après la cessation des symptômes, et que, si elles étaient sans succès, on pratiquerait la ponction de la matrice pour tâcher de la réduire. Les tentatives furent réitérées et ne réussirent pas

mieux que les précédentes. On parvenait seulement
à déprimer un peu le col; mais, aussitôt qu'on l'a-
bandonnait, il remontait au-dessus de la symphyse
du pubis. Tous les accidents inflammatoires repa-
rurent avec une nouvelle force, ce qui nous détermina à faire appeler messieurs Lisfranc, Maigrier,
Loude.

Après avoir entendu le récit de la maladie, tel
que je viens de le faire, les consultants examinè-
rent la malade, reconnurent qu'il y avait une légère irritation de l'estomac et du conduit intesti-
nal, avec inflammation du péritoine, de la vessie
et des organes de la génération. On convint d'at-
tendre que les symptômes inflammatoires fussent
apaisés avant de tenter quelque opération. On se
contenta, pour le moment, de prescrire les antiphlogistiques et les émollients, qui produisirent une
amélioration sensible.

Lorsque les symptômes eurent été ainsi calmés, on
se réunit de nouveau le 27 dans la matinée. Alors,
après avoir examiné la malade, comme on trouva
que l'irritation générale s'était apaisée, on convint
de faire d'abord de nouvelles tentatives de réduction, et, en cas de difficultés insurmontables, de
recourir immédiatement après à la ponction, parce
que la susceptibilité de la malade faisait craindre
le retour de tous les accidents. La réduction fut
donc tentée par M. Capuron, mais sans succès.
Aussitôt après je pratiquai la ponction de la manière suivante : je portai le doigt indicateur de la
main gauche dans le vagin, et j'en appliquai l'ex-

trémité contre la tumeur, où je distinguai la tête de l'enfant, à un pouce du col utérin, derrière un repli formé par la vessie ; à l'aide de ce conducteur je fis glisser à plat un trois-quarts courbe jusqu'à la tumeur, et, après l'avoir redressé, je l'enfonçai brusquement en abaissant un peu le manche vers le périnée : Le défaut de résistance et la facilité de mouvoir la canule me firent sentir que j'étais parvenu dans une cavité. Je retirai le trois-quarts dans le sens de sa courbure, un liquide roussâtre sortit goutte à goutte, et si lentement qu'on convint de laisser la canule en place en la fixant aux moyens de sous-cuisses. A trois heures de l'après-midi la malade éprouva de fortes coliques, semblables à des contractions de la matrice : elles étaient accompagnées de saillies au-dessus du pubis. En même temps le visage était rouge et chaud, la tête douloureuse, l'hypogastre sensible, le pouls fort et élevé. La malade se plaignait d'une soif ardente. On retira la canule, et les urines, qui avaient été retenues par sa présence, coulèrent abondamment : la quantité de liquide qui s'écoula par la ponction pouvait être évaluée aux trois quarts d'un verre ordinaire. On continua les antiphlogistiques et les émollients, tant à l'intérieur qu'à l'extérieur, pour calmer l'état fébrile qui s'était exalté.

La nuit du 27 au 28 fut très-mauvaise. Il y eut plusieurs faiblesses, mais sans perte de connaissance ; quelques coliques, et quelques contractions vers l'aine droite.

On se réunit pour la troisième fois, et quelques

tentatives de réduction, qui furent encore inutiles, firent penser que l'accouchement serait impossible par les procédés ordinaires. On examina si l'on ne pourrait pas délivrer la femme par quelqu'opération chirurgicale; on fut généralement d'avis que si l'on abandonnait la malade à la nature il était probable qu'elle périrait, mais que le fœtus pourrait néanmoins être expulsé par une ouverture non naturelle, à la suite d'une inflammation qui aurait fait communiquer la tumeur avec le vagin, avec le rectum, la vessie ou les parois abdominales, comme on en trouve des exemples dans les auteurs.

Comme l'expectation offrait peu de chances favorables, on proposa d'ouvrir la tumeur par le vagin, de commencer l'incision au col de l'utérus et de la prolonger plus ou moins en arrière, sans intéresser le péritoine. Voici comment on devait opérer. Le doigt indicateur de la main gauche, introduit dans le vagin, jusqu'à l'orifice de l'utérus, devait servir de conducteur à un bistouri boutonné, garni de linge jusqu'auprès de son extrémité; ensuite le doigt abandonnait le col pour se porter en arrière de la tumeur vers le sacrum, et tendait les parois du vagin pour faciliter la section des parties et pour éviter la lésion du péritoine, en fixant l'étendue qu'il fallait donner à l'incision. On devait faire agir l'instrument plutôt en pressant qu'en sciant; car, autrement il aurait pu abandonner le col de l'utérus et aller blesser des parties qu'il était utile de ménager. Si cette incision ne suffisait pas pour extraire le fœtus, on devait l'agran-

dir en T ou en croix, par le même procédé opératoire; ce qui paraissait facile à exécuter. Mais
l'état de faiblesse, la crainte d'une perte, la douleur et la fatigue inséparables de cette opération, en
firent abandonner le projet. On se contenta donc
d'insister encore sur les antiphlogistiques et les
émollients pour calmer les symptômes inflammatoires.

Le 29, point de sommeil, vomissements répétés,
plusieurs faiblesses, deux selles ordinaires, des
contractions fréquentes dans l'hypogastre, pouls
faible et précipité. Le mari, inquiet sur le sort de
son épouse, fit appeler M. le professeur Dubois.
Après le récit de la maladie et la lecture des consultations, il examina la malade, pratiqua le toucher, et reconnut, ainsi que les autres consultants,
la grossesse et la rétroversion de l'utérus. Il ne
prescrivit point d'autres moyens que ceux qui
avaient été déjà employés.

Depuis ce moment, jusqu'au 2 février, les symptômes diminuèrent; la malade avait de temps en
temps un peu de sommeil; elle éprouvait moins
de chaleur à l'hypogastre et au vagin. On reconnut par le toucher que le fond de la tumeur s'é-
tait élevé, et était moins accessible au doigt. On
ne distinguait plus la tête du fœtus. Le col utérin
était toujours très-élevé derrière la symphise du pubis. Il sortit quelques matières sanguinolentes par le
vagin. L'abdomen était plus élevé, surtout du côté
gauche. Les douleurs qui avaient toujours commencé vers l'aîne droite, avaient changé de direction.

Les urines coulaient facilement et sans douleur. La malade eut quelques selles ordinaires. Les nauzées, les vomissements diminuèrent; le pouls s'affaiblit sans être moins fréquent; quelques faiblesses se manifestèrent encore. On continua les mêmes moyens.

Le 2 février, les symptômes s'aggravèrent un peu. L'écoulement roussâtre continuait par le vagin. Le toucher était moins douloureux; on atteignait plus facilement le col utérin; on pouvait y introduire l'extrémité du doigt. Messieurs Capuron et Lisfranc reconnurent, comme moi, à ma visite du soir, qu'on pouvait l'abaisser un peu, et qu'il remontait aussitôt qu'on cessait de le presser. Le traitement antiphlogistique fut encore continué.

Le 3 février, il y avait eu de grandes faiblesses pendant la nuit, beaucoup de coliques, de violentes douleurs de reins; l'hypogastre était tendu et douloureux à la plus légère pression, le pouls petit, fréquent, la malade dans un état de maigreur extrême.

M. le professeur Dupuytrin, réuni aux autres consultants, après avoir entendu l'histoire de la maladie, pratiqua le toucher et trouva le col utérin très-élevé derrière le pubis, mais assez entr'ouvert pour y introduire l'extrémité du doigt; il crut reconnaître la rétroversion de l'utérus, et ne douta pas que le fœtus ne fût contenu dans la cavité de cet organe.

Le danger de la malade, quelque parti que l'on

prît, était évident pour tous les consultants. On était presque assuré de sa perte si on l'abandonnait à la nature ; mais on ne se décida pas pour l'extraction de l'enfant par le vagin, quoique cette opération parût simple, facile à exécuter et nullement redoutable.

La faiblesse de la femme, l'irritation des organes du bas ventre, le peu de chances favorables que présentait l'opération, et les observations de grossesses extra-utérines qui s'étaient terminées sans le secours de l'art : toutes ces considérations firent qu'on s'en tint comme auparavant aux moyens antiphlogistiques.

Le 4 février, les symptômes devinrent plus alarmants : il y eut de fréquentes horripilations. La femme, consultée sur la nature des douleurs, dit qu'elles ne portaient sur aucun point déterminé et ne la forçaient pas à pousser. Le ventre paraissait plus haut et plus dur.

Le 5, même état. La tension et la dureté du ventre semblaient seulement occuper une plus grande étendue.

Le 6 et le 7, il y eut quelques minutes de repos. Les symptômes furent à peu près les mêmes. Le ventre était douloureux dans toute son étendue.

Le 8, un peu de sommeil ; quelques contractions qui portaient sur le rectum ; deux selles liquides, noirâtres, fétides ; le ventre un peu moins élevé, moins dur et moins douloureux vers l'hypogastre. Le col utérin était descendu presqu'au niveau de l'arcade sous-pubienne ; il était dilaté en

orme de godet, dans lequel on introduisait assez
acilement l'extrémité du doigt. Le fond de la tu-
eur était plus élevé et plus difficile à atteindre :
n ne distinguait plus les parties qui y étaient con-
enues. Quand on portait le doigt sur l'intestin rec-
m, la malade éprouvait des épreintes plus fortes
ue celles qui avaient été causées par les touchers
récédents.

· Le même jour, appelé à dix heures du soir, j'ap-
ris de la garde que la malade avait rendu du sang
iquide par le fondement; qu'ensuite il en était
orti un caillot gros comme un œuf de dinde, et
u'il en sortait encore, mais de plus petits. J'éva-
uai la quantité de ce sang à trois palettes. Il n'était
oint mêlé avec d'autres matières; mais ensuite il
n était sorti de moins pur et d'une odeur fétide.
e ventre s'était aplati et ramolli sans cesser d'être
ouloureux. Cette évacuation sanguine semblait
ndiquer une communication entre la tumeur et
e rectum; elle avait été précédée de coliques et
'élévation du pouls; il n'y avait pas eu de défail-
ances; la chaleur n'avait que peu diminué; le
ouls était devenu plus souple; la rougeur de la
angue était moindre. Je ne fis rien pour arrêter
ette hémorragie que je regardai comme salutaire.

Le 9, un peu de sommeil; chaleur modérée;
oint de douleur de tête; ventre souple, affaissé,
noins douloureux; quelques coliques vers les reins
en forme de ceinture; plusieurs selles liquides,
dont les premières contenaient encore un peu
de sang, et les dernières ressemblaient à du marc

de café; les urines comme dans l'état naturel; contractions peu fortes; le col utérin plus abaissé et
plus dilaté; le doigt introduit dans le vagin ex-
halait une odeur insupportable; sensibilité extrême
des parties génitales; moins de rougeur à la langue,
et moins d'amertume; plus de souplesse, et un peu
moins de fréquence dans le pouls.

Je proposai à la malade de la toucher par le fondement, parce que je soupçonnai, comme je l'ai
dit plus haut, une communication de la tumeur
avec le rectum; mais elle s'y refusa obstinément
à cause de la douleur que lui causaient quelques
boutons hémorroïdaux dont elle était affectée. Je
prescrivis donc de continuer les émollients, comme
auparavant.

Le 10, même état, mais cessation des contractions et des douleurs. Les consultants réunis ajou-
tent au traitement quelques légers analeptiques.

Le mari impatient de voir qu'on ne débarrassait
pas sa femme, et la malade elle-même fatiguée de
souffrir si long-temps, résolurent d'appeler M. Bonnie, qui arriva le 11 février, vit la malade, prit
connaissance des consultations qu'on mit sous ses
yeux, et se retira ensuite en demandant aux per-
sonnes présentes l'heure à laquelle je faisais ma
visite, afin de se trouver le lendemain avec moi
et les autres consultants.

Le 12 février, point de sommeil, deux ou trois
selles liquides, point de contractions, diminution
des vomissements, un peu de chaleur et de soif,
pouls petit, fréquent. On examina attentivement

a malade. Le doigt introduit dans le rectum fit
écouvrir une communication entre la tumeur et
e conduit; elle était située à deux pouces au-des-
us du sphincter de l'anus. On fit glisser sur le doigt
ne algalie légèrement courbée, très-longue, per-
ée sur les côtés et à son extrémité; elle pénétra
ans la poche à la hauteur de huit pouces. On fit
arvenir dans la tumeur, à l'aide de la sonde, un
iquide qui sortit d'abord roussâtre, et revint en-
uite comme il avait été injecté. L'introduction du
oigt et de la sonde dans le rectum, les mouvements
e la malade pour se déplacer l'avaient beaucoup
atiguée. On convint qu'il fallait la laisser tran-
uille et insister sur le régime adoucissant, en
onnant par intervalle des quarts de lavements.

Le 13, nuit mauvaise, beaucoup de faiblesse,
uatre selles fétides, pouls plus petit, plus sou-
le, mais aussi fréquent, excoriation des lombes.
M. Capuron et Bonnie se trouvèrent à la visite.
n ne fut pas d'accord sur le lieu qu'occupait le
œtus. M. Bonnie dit que ce cas ressemblait à ce-
ui qu'il avait rencontré dans sa pratique, et pour
equel il avait réclamé les conseils de MM. Dubois
t Beclard, en 1814 : d'où il concluait que c'était
ne grossesse de l'ovaire gauche. Mais comme la
emme dont il parlait n'avait pas succombé, on ne
ouvait guère établir une exacte comparaison entre
ces deux cas. Au surplus il n'est pas étonnant que
. . Bonnie, déjà prévenu par cette observation,
pût manifester une semblable opinion. On convint,
en se séparant, qu'on continuerait le même trai-

ment et qu'on se réunirait de nouveau dans deux ou trois jours, s'il arrivait quelque chose d'extra-ordinaire. Je fus chargé de diriger la malade qu'on avait laissée à l'usage des boissons émollientes, de quelques analeptiques, de compresses sur l'hy-pogastre et de quarts de lavements répétés.

Le 14, il y eut un peu de repos et moins de fai-blesses ; les vomissements furent moins fréquents ; les matières rendues par les selles contenaient quelques lambeaux membraniformes.

Le 15, plusieurs selles de même nature que les précédentes, souplesse et affaissement du ventre, peu de douleurs, chaleur modérée, langue moins sèche, peu de soif, pouls peu fréquent. La malade ne se plaignait que d'un sentiment de pesanteur vers le fondement ; il lui semblait, disait-elle, qu'il y avait un corps qui la gênait par sa pression, en produisant l'effet d'une barre en travers. D'après tous ces renseignements, on s'assura de l'état des parties par une exploration attentive. La commu-nication entre le kiste et le rectum s'était agrandie ; le fœtus était sur le point de sortir par les efforts de la nature : on s'empressa donc de l'extraire. Voici le procédé qu'on mit en usage pour terminer cet accouchement extraordinaire. L'enfant était solide-ment fixé dans le lieu qu'il occupait. La main gauche appliquée sur le ventre, le médius et l'index de l'autre main introduits dans le rectum servirent à déchirer les téguments du crâne, et la substance du cerveau s'en écoula. Avec une pince à anneau, on saisit un pariétal par un de ses bords, ne pou-

vant le presser assez avec les doigts pour l'amener
au dehors. Une portion du coronal fut extraite de
la même manière. En allant ensuite à la recherche
du reste du fœtus, on rencontra un bras; des
tractions exercées dessus l'amenèrent au dehors.
Glissant ensuite le long de ce membre, qu'on avait
eu soin de fixer, le doigt indicateur jusqu'à la partie supérieure du sternum, on contourna le col
en formant le crochet, et à l'aide de ce moyen on
arriva à extraire la totalité du fœtus, et les trois
quarts du placenta auquel il tenait encore: le reste
sortit deux jours après. On continua les antiphlogistiques et les émollients, tant à l'intérieur qu'à l'extérieur.

Le 16, la prostration, la faiblesse sont plus considérables; le pouls est plus petit, plus fréquent.

Le 17, tous les symptômes augmentèrent encore
beaucoup. Même traitement.

Le jour suivant, pouls petit, fréquent, prostration considérable, faiblesse, impatiences, irrita-
bilité extrême, quelques selles liquides.

Le 19, visage altéré, yeux secs et enfoncés, con-
junctive pâle; tous les traits sont décomposés;
plus de chaleur à la peau, pouls faible et très-fré-
quent, langue bien moins rouge qu'à l'ordinaire,
et point de soif: je compris sur le champ qu'il n'y
avait plus de réaction, et que les forces vitales
étaient sur le point de s'anéantir. Mon pronostic
fut justifié, car la malade expira le lendemain
matin.

AUTOPSIE.

L'ouverture du cadavre fut faite le lendemain, 20 février 1822, à huit heures du soir, en présence de messieurs Capuron, Lisfranc, Maigrier, Loude, Bonnie, Boisseau et plusieurs élèves en médecine.

La paroi antérieure de l'abdomen ayant été enlevée, le grand épiploon offrit une couleur brunâtre. Tous les organes mis à découvert étaient enduits d'une légère couche de sérosité. Les parties latérales du péritoine étaient brunâtres, et le cœcum adhérait à la partie antérieure de cette membrane. On trouva dans l'excavation du bassin une tumeur, ou plutôt une poche, plus volumineuse qu'une tête de fœtus à terme, laquelle faisait saillie dans l'hypogastre. Elle était placée dans l'intérieur du péritoine. La partie inférieure du grand épiploon lui était adhérente supérieurement; elle était recouverte en haut, en avant, et un peu à gauche, par le même épiploon, et par les circonvolutions de l'intestin. La surface interne de cette poche était noirâtre, couverte de fausses membranes très-denses; elle contenait à peu-près trois cuillerées de matière purulente de même couleur; elle communiquait avec le rectum par une ouverture presque circulaire de deux pouces de diamètre. Cette ouverture était située un peu à droite, au niveau de la seconde courbure du rectum. On remarquait à la surface intérieure de la poche trois ulcérations, la première inférieure et gauche située au-dessus de l'extrémité supérieure du vagin, la seconde inférieure située à la partie supérieure droite du vagin, la troisième placée au niveau de la partie moyenne du diamètre antéro-postérieure du bassin. Le fond de ces trois ulcérations était rougeâtre. Les deux premières avaient un pouce de diamètre, la dernière un demi pouce. Les bords en étaient arrondis. Elles intéressaient toute l'épaisseur de la poche, et se terminaient à une membrane qui paraissait être la production du péritoine correspondant à l'extrémité supérieure du vagin.

La vessie était placée devant la matrice comme dans l'état naturel, et ne contenait que deux cuillerées d'urine : la surface intérieure en était de couleur rosée.

On découvrit à un pouce du col utérin, vers la partie postérieure et un peu latérale droite du vagin, une cicatrice de la forme d'un petit entonnoir, laquelle résultait de la ponction qui avait été pratiquée. Cette cicatrice était située à l'extrémité droite de la tumeur, à deux pouces de sa partie inférieure, entre les trois ulcérations dont nous avons parlé ci-dessus.

Le col de l'utérus était situé derrière l'extrémité supérieure du pubis. Le corps de cet organe se dirigeait obliquement de bas en haut, de gauche à droite, et d'avant en arrière : il formait avec l'axe du tronc un angle de soixante six degrés. Il était placé dans l'épaisseur de la paroi antérieure et supérieure de la tumeur, et faisait corps avec elle.

La cavité de l'utérus offrait des dimensions plus étendues que dans l'état naturel; l'épaisseur totale de cet organe était moindre qu'à l'ordinaire; elle n'était que de trois lignes, dont deux pour sa paroi antérieure et une pour la postérieure. L'orifice externe de l'utérus formait encore un bourrelet arrondi, très-mou, en forme de petit entonnoir, qui faisait saillie dans le vagin. Il était par conséquent de toute impossibilité d'atteindre par ce canal un autre point quelconque de l'utérus, de telle sorte qu'on ne pouvait s'empêcher pendant tout le temps de la maladie de confondre la tumeur, que l'on sentait au fond du vagin, avec l'utérus, développé par la présence de l'enfant.

Après l'ouverture de cet organe, on a observé que la longueur du col, depuis l'orifice interne jusqu'à l'externe, était de quinze lignes, et que celle du corps, depuis l'orifice interne jusqu'au milieu du fond, était d'un pouce et demi, et la longueur totale de trois pouces et demi, environ.

On n'aperçut aucune trace de trompes ni d'ovaires.

Le rectum s'avançait horizontalement jusqu'à la symphise sacro-iliaque droite: il avait contracté des adhérences très étroites avec la partie postérieure et supérieure de la tumeur.

Le péritoine était enflammé, et une grande quantité de pus inondait le tissu cellulaire qui environnait le rein gauche.

RÉFLEXIONS.

L'exposé que nous venons de faire suffit sans
doute pour nous donner une idée exacte des
causes, du siége et de la nature de la maladie qui
a conduit madame Lauré au tombeau. On n'a
point oublié que cette dame entreprit un voyage
de quinze lieues, sur une voiture non suspendue,
dont les cahots fréquents imprimèrent à tout son
corps des secousses considérables. Or ces mouvements brusques et violents étaient certainement
bien propres à déterminer une irritation, et même
une inflammation des viscères abdominaux. Si l'on
considère aussi que cette dame était alors au commencement de sa grossesse, et qu'elle porta plusieurs jours de suite des fardeaux très-pesants en
les appuyant sur son ventre, on sera encore con-
firmé dans cette opinion.

Enfin, si l'on se rappelle que le premier médecin
consulté lui administra des remèdes irritants, même
incendiaires, tels que les émétiques, les purgatifs,
le quinquina, les emménagogues, etc., on ne sera
pas embarrassé pour expliquer la série des phénomènes que cette maladie a d'abord présentés,
et qui ont cédé au traitement antiphlogistique. Un

mois après son rétablissement, cette dame se livra de nouveau à un travail forcé, ce qui reproduisit avec une nouvelle intensité l'inflammation des organes primitivement affectés, et qui n'avaient pas encore perdu leur habitude d'irritation.

Il paraît encore évident que la grossesse extra-utérine ne contribua pas peu à augmenter la gravité de la maladie principale, surtout à l'époque où la poche qui contenait le fœtus descendit dans le petit bassin, et détermina la rétention d'urine et la constipation.

Si l'on joint à toutes ces circonstances l'irritation produite par l'introduction réitérée des sondes pour faciliter la sortie des urines et des matières fécales, toutes les tentatives de réduction pour ramener l'utérus à sa position naturelle, et la ponction de la tumeur, on aura le tableau de toutes les causes qui ont amené, entretenu l'irritation des viscères abdominaux et produit leur désorganisation.

Il est donc bien évident que *madame Lauré* a succombé à une péritonite très-intense, qui a déterminé la mort du fœtus et les plus grands désordres dans l'abdomen, comme l'autopsie nous l'a démontré.

Si l'on réfléchit sur la situation de la poche que nous avons trouvée à l'ouverture du cadavre, sur le déplacement de l'utérus, et ses rapports avec cette poche, on sera convaincu qu'il était de toute impossibilité de connaître, même de soupçonner la grossesse extra-utérine, attendu que le groupe

de symptômes consignés dans les auteurs pour ca-
ractériser cette maladie ne s'offrit pas à l'observation. Tout indiquait une rétroversion de matrice,
et une grossesse ordinaire, jusqu'à l'époque où la
malade rendit une grande quantité de sang par le
fondement, ce qui fit soupçonner alors la communication de la poche qui contenait le fœtus avec
l'intestin rectum.

Comme on l'a vu dans le cours de cette observation, les tentatives de réduction, et la ponction
dé l'utérus ayant été sans succès, on se retrancha
entièrement sur les antiphlogistiques et sur les émollients, tout le temps que dura la maladie. On avait
cependant eu l'idée d'une opération, qui aurait
consisté à fendre la tumeur longitudinalement,
ou crucialement pour donner issue à l'enfant. Cette
idée, qui a été reproduite et discutée dans toutes
les consultations, était-elle rationelle, pouvait-on la
mettre en pratique et offrait-elle quelques chances de succès? Je pense que si l'on avait opéré dès
le commencement de la maladie on aurait pu réus-
sir, quoiqu'on ignorât qu'il y eût grossesse extra-utérine, attendu que le procédé opératoire devait,
dans le cas de rétroversion comme dans celui de
grossesse abdominale, conduire au même résultat,
à la délivrance de la femme ; mais n'ayant pas eu
l'idée d'une grossesse extra-utérine abdominale,
parce qu'aucun symptôme ne pouvait nous la faire
découvrir, la raison voulait que l'on tentât auparavant, par tous les moyens connus, de ramener la
matrice à sa position naturelle, son déplacement

étant à nos yeux la cause de tous les accidents. Tous nos efforts ayant été inutiles, et l'état de la malade étant désespéré, on proposa l'opération césarienne vaginale, comme je viens de le dire. On a supposé le cas où une femme enceinte, à terme ou non, est prise tout-à-coup de douleurs pour accoucher; l'enfant est mort; le col de l'utérus est skirreux; il est de toute impossibilité de le dilater; les douleurs, une hémorragie vont épuiser la malade, et la conduire au tombeau si on ne vient à son secours, en la débarrassant du fœtus, qu'on doit regarder comme un corps étranger. On s'est demandé si, dans un cas pareil, on devait opérer? Si le sujet est en bon état, assurément on ne doit pas balancer un seul instant. Mais notre malade était épuisée; la phlegmasie qui avait été de longue durée et très-intense, à en juger par tous les désordres que l'on a trouvés à l'autopsie, et les accidents que cette opération devait entraîner, comme nous l'avons fait remarquer plus haut, ont déterminé la conduite que nous avons tenue.

Les trois ulcérations que nous avons trouvées à l'ouverture de la poche, et qui correspondaient au vagin, prouvent que l'enfant aurait suivi cette route, comme nous l'avions pressenti, si les parois de l'intestin rectum avaient opposé une plus grande résistance au travail de la nature.

Les causes de la grossesse extra-utérine sont très obscures; on n'en connaît pas de certaines; je crois superflu d'en faire l'énumération; je dirai seulement, en passant, que cette dame était très-

portée aux plaisirs de l'amour, et que dans tous
les actes du coït la position qu'elle choisissait a
toujours été celle que prennent ordinairement les
hommes : elle n'en a jamais voulu d'autre. Je cite
ce fait sans en tirer aucune conséquence.

Cette observation unique en son genre, outre
qu'elle est certainement très-propre à piquer la
curiosité, mérite encore de fixer l'attention des
médecins par les indications pratiques qu'on pourrait en tirer, si pareil cas se représentait. Nous al-
lons récapituler tous les symptômes qui se sont
offerts à notre observation ; examiner si parmi eux
il n'en est pas qui auraient pu nous faire soupçonner la grossesse extra-utérine abdominale ; nous
verrons ensuite quel parti on devrait prendre en
pareille circonstance pour sauver la femme, et
l'enfant s'il était vivant.

Ce ne fut qu'après avoir dissipé l'inflammation
fixée sur les viscères du bas ventre que je soupçonnai une grossesse. La tumeur ovale sentie au-
dessus des pubis, la diminution et la suppression
complète des menstrues, la sensibilité et le volume
plus considérable des mamelles, leurs veines plus
saillantes, leur aréole plus large, le col de l'utérus
un peu plus mou que dans l'état naturel, la tumeur
qui renfermait le fœtus faisant corps avec l'utérus
et occupant l'excavation du bassin, le ballottement, les mouvements du fœtus, l'abdomen qui
s'élevait uniformément et les flancs qui s'élargissaient : tels furent les signes qui me firent reconnaître la grossesse. Un mois après, à la suite d'un

exercice forcé, la poche fœtale descendit dans le petit bassin, amena le déplacement de l'utérus, et produisit la rétention des urines et des matières fécales. Au toucher je sentis une tumeur ronde à deux pouces de l'orifice externe du vagin; en avant et en arrière de la tumeur étaient deux replis formés par le vagin ; entre ces replis on sentait la tête de l'enfant, et les fontanelles à travers les parois très-amincies de la tumeur. Le col de l'utérus un peu ramolli se trouvait très-élevé derrière la symphyse du pubis; tirant dessus pour le porter en bas, et repoussant la tumeur en haut, on imprimait aux parties un mouvement de totalité qui se passait également sur l'utérus et la poche où était le fœtus. Dans les tentatives que l'on fit pour ramener la matrice à sa position naturelle, on déplaça la tumeur suffisamment pour faire cesser la rétention des matières et des urines. Il survint alors quelques douleurs qui se perdaient dans le bas ventre, ou vers les reins. Les mamelles se flétrirent. Par le toucher on s'aperçut que les os du crâne du fœtus cédaient très-facilement à la pression, et que le doigt s'enfonçait dans la tumeur qui avait cessé d'être rénitente : on prononça que le fœtus était mort. On revint aux tentatives de réduction. La ponction de la tumeur fournit très-peu d'eau. A dater de ce moment les douleurs, les coliques devinrent plus fortes ; des contractions accompagnées de saillies au-dessus des pubis simulaient celles de l'utérus : comme les douleurs ne portaient pas par en bas, (ce qu'on attribua à la rétroversion,) on jugea que l'accouchement ne se ferait pas par les procédés ordinaires. Depuis la ponction, la tumeur s'était élevée, la tête du fœtus était moins accessible au doigt, l'abdomen s'était aussi élevé; le col utérin, toujours très-haut, s'était entr'ouvert, et laissait écouler quelques matières sanguinolentes; on pouvait l'abaisser un peu, mais il remontait aussitôt qu'on cessait de le presser. La dureté et la tension du ventre semblaient occuper une plus grande étendue. L'hémorragie qui eut lieu par le rectum survint, le ventre s'affaissa, le col de la matrice descendit au niveau de l'arcade du pubis, se dilata un peu plus (l'extrémité du doigt pouvait s'y engager et en rapportait une odeur infecte); une communication entre le rectum et la tumeur s'était établie; on fit parvenir une sonde dans la poche, on y injecta un liquide qui revint en totalité par l'algalie; il sortit par les selles quelques lambeaux membraniformes. Tels sont les phénomènes les plus frappants qu'on a observés pendant toute la durée de la maladie. Parmi tous ces symptômes, il n'y aurait que le peu d'épaisseur des parois de la tumeur, l'impossibilité de ramener la matrice à sa position naturelle même après la ponction de ce viscère, le liquide injecté dans la tumeur ne revenant pas par le vagin, qui auraient pu nous éclairer sur la nature de la maladie, et nous mettre à même de reconnaître la grossesse extra-utérine abdominale, si toutefois on les eût tous observés en même temps; encore ces signes peuvent-ils également se

rencontrer dans la grossesse utérine avec rétroversion; car il n'est pas impossible que la paroi
postérieure de l'utérus rétroversée soit très-amincie, enclavée assez fortement pour résister à toutes
les tentatives de réduction même après la ponction de ce viscère, surtout si les eaux de l'amnios
obtenues par cette opération se trouvent en petite
quantité. Le retour de l'injection pourrait aussi
être empêché par le vagin, par les membranes
non rompues et par la tête du fœtus appliquée sur
l'orifice de l'utérus ou toute autre partie qui le
boucherait complètement.

Maintenant, si nous comparons les symptômes
que nous avons observés avec ceux que les auteurs
ont donnés pour reconnaître la grossesse extra-
utérine, nous verrons qu'ils diffèrent totalement.
Vous pouvez, a-t-on dit, soupçonner chez une
femme une grossesse extra-utérine.

1o Si l'on n'observe qu'une légère diminution
dans les règles, et si elles continuent de couler
aux époques ordinaires : mais ne voit-t-on pas des
femmes être réglées quelquefois pendant toute la
durée d'une grossesse utérine? ce fait prouve que
la présence des règles n'accompagne pas toujours
la grossesse par erreur de lieu, car chez la dame
qui fait le sujet de cette observation, elles ont
commencé par diminuer les deux premiers mois
pour cesser complètement le troisième.

2o Si les mamelles ne se gonflent pas et ne fil-
trent pas de lait : ce signe comme le précédent est
équivoque, car le défaut de gonflement des ma-

melles se rencontre quelquefois dans la grossesse ordinaire. On doit se rappeler que, dans la description des symptômes, nous avons dit que les seins de notre malade avaient toujours été douloureux.

3° Si la femme ne vomit pas pendant sa grossesse : ce signe a également été démenti.

4° Si le ventre ne se tuméfie que d'un seul côté : ce symptôme aussi bien que les précédents nous a manqué. D'ailleurs lorsqu'il existe une obliquité considérable dans la grossesse ordinaire, la matrice peut également se porter sur un des côtés et simuler une grossesse extra-utérine.

5° Si les mouvements de l'enfant se font sentir avec beaucoup de force, et de très-bonne heure : mais le fœtus peut être plus ou moins chétif, plus ou moins robuste. Nous avons rapporté que la dame L.... n'avait jamais éprouvé que de légers frémissements dans le ventre.

Le toucher semble pouvoir seul convertir en certitude les présomptions qu'a données la présence des signes ci-dessus énumérés, que le fœtus est hors de l'utérus. Les mouvements de l'enfant ne laissant aucun doute sur l'existence d'une grossesse, on porte le doigt dans le vagin et l'on trouve alors que l'utérus n'a pas augmenté de volume ; qu'il est plus léger, à moins que le placenta ne soit implanté sur son fond ; que son col n'a éprouvé aucun changement ; qu'il est également long, aussi dur, aussi épais que dans l'état de vacuité. Il est facile de voir, par la description que nous avons donnée de la situation de la poche, et de ses rapports avec les organes contenus dans le bassin, qu'il nous a été impossible, dans ce cas, de nous assurer de la vacuité, du poids de la matrice, de son état naturel par le toucher, puisque le kiste qui contenait le fœtus faisait corps avec cet organe : le col lui-même avait disparu; on n'en sentait que l'orifice un peu ramolli et entr'ouvert. Cette observation prouve que le toucher n'est pas un moyen sûr de reconnaître la grossesse extra-utérine.

Voyons maintenant comment on devrait se comporter si l'on était appelé auprès d'une malade qui présenterait tous les phénomènes que nous avons observés, qu'il y ait grossesse extra-utérine, ou bien grossesse naturelle avec rétroversion; enfin un cas à peu près de la même nature que celui qui fait le sujet de cette observation. Après avoir combattu l'irritation et les souffrances qui peuvent compliquer la maladie, on réitérerait premièrement les tentatives de réduction, en procédant de la manière suivante : La malade couchée sur le dos, la tête et la poitrine fléchies sur le bassin, les jambes sur les cuisses et celles-ci sur le bas-ventre, avec deux doigts introduits dans l'anus, on chercherait à ramener l'utérus à sa direction naturelle, en repoussant, éloignant le fond de la tumeur, et en tirant sur le col avec deux autres doigts introduits dans le vagin. Une main appliquée sur le bas-ventre secondera avantageusement les efforts que l'on sera obligé de faire. Si on ne réussissait pas dans cette position, on ferait mettre la malade sur le bord de son lit, couchée sur le dos, les deux pieds appuyés sur des chaises ou sur les épaules de l'accoucheur : on soutiendrait les reins et la tète avec des oreillers ; ou bien on la placerait sur les genoux et les coudes. Dans l'un et l'autre cas on introduit deux doigts, l'index et le médius, dans le vagin, et les deux mêmes doigts de l'autre main dans le rectum.

Pour arriver au même résultat (à replacer l'utérus dans sa position naturelle), on pourrait avec avantage introduire la totalité de la main dans le vagin pour imprimer un mouvement de bascule à la tumeur. Si toutes ces manœuvres étaient inutiles, on ferait d'abord la ponction de la vessie si elle se trouvait pleine d'urine, et si le cathétérisme était impossible ; on pratiquerait ensuite celle de l'utérus pour en faciliter la réduction, et si ce moyen n'avait pas de succès, il faudrait sans tarder en venir à l'opération césarienne vaginale. On adopterait le procédé opératoire qui paraîtrait le plus approprié au cas dont il s'agit. Celui que nous avons décrit, en le modifiant suivant l'exigence des cas, peut remplir l'indication.

Les accidents que l'on pourrait redouter ne sont pas comparables à ceux qui surviendraient si l'on restait dans l'inaction, comme on vient de le voir.

Si l'on reconnaissait la grossesse extra-utérine dès les commencements, la conduite que l'on devrait tenir serait bien plus précise. Aussitôt qu'on remarquerait le plus petit effort de la part de la nature pour se débarrasser, il faudrait recourir à l'opération césarienne vaginale, soit que l'enfant fût viable ou non : ce que nous aurions fait dans le cas présent, si nous eussions eu connaissance d'une observation semblable.

Les dangers qu'entraînerait cette opération seraient presque nuls. L'hémorragie ne serait pas à craindre à cause de la nature des vaisseaux développés dans les parois du kiste, accident le plus redoutable dans l'opération césarienne.

FIN.

www.ingramcontent.com/pod-product-compliance
Ingram Content Group UK Ltd.
Pitfield, Milton Keynes, MK11 3LW, UK
UKHW022222070726
13613UKWH00004B/1833